# 46 Recetas de Jugos Para Prevenir la Artritis y Aliviar el Dolor:

El Remedio Natural Para Controlar su Condición de Artritis Rápidamente

Por

**Joe Correa CSN**

# DERECHOS DE AUTOR

## RECONOCIMIENTOS

Este libro está dedicado a mis amigos y familiares que han tenido una leve o grave enfermedad, para que puedan encontrar una solución y hacer los cambios necesarios en su vida.

# 46 Recetas de Jugos Para Prevenir la Artritis y Aliviar el Dolor:

## El Remedio Natural Para Controlar su Condición de Artritis Rápidamente

Por

**Joe Correa CSN**

# CONTENIDOS

## ACERCA DEL AUTOR

Luego de años de investigación, honestamente creo en los efectos positivos que una nutrición apropiada puede tener en el cuerpo y la mente. Mi conocimiento y experiencia me han ayudado a vivir más saludablemente a lo largo de los años y los cuales he compartido con familia y amigos. Cuanto más sepa acerca de comer y beber saludable, más pronto querrá cambiar su vida y sus hábitos alimenticios.

La nutrición es una parte clave en el proceso de estar saludable y vivir más, así que empiece ahora. El primer paso es el más importante y el más significativo.

# INTRODUCCIÓN

46 Recetas de Jugos Para Prevenir la Artritis y Aliviar el Dolor: El Remedio Natural Para Controlar su Condición de Artritis Rápidamente

Por Joe Correa CSN

La artritis es una enfermedad autoinmune en la que las articulaciones se ven afectadas simétricamente por la inflamación, causando dolor y rigidez. Hay alrededor de 100 tipos diferentes de artritis, pero las más comunes son la reumatoidea y la osteoartritis. A diferencia de la artritis reumatoidea, la cual es un desorden autoinmune, la osteoartritis es descrita como una enfermedad degenerativa de las articulaciones. La causa exacta de la artritis es desconocida, pero hay muchos factores diferentes que podrían afectar la respuesta autoinmune, incluyendo la susceptibilidad genética. Los síntomas tempranos de ambos tipos incluyen inflamación dolorosa de articulaciones, rigidez matinal e inflamación.

Una nutrición apropiada juega un rol importante en la reducción del riesgo de contraer artritis. Nuestra dieta moderna, basada en alimentos derivados de animales, azúcar refinada y alimentos que provocan la respuesta del sistema inmune, incrementa la sensibilidad para la inflamación, que conlleva a esta dolorosa enfermedad. Con una nutrición apropiada, consistencia, y buenas elecciones de estilo de vida, su salud mejorará significativamente y su cuerpo tendrá una oportunidad de resistir la inflamación. Así mismo, los alimentos frescos, saludables y sin procesar, reducirán el riesgo de obesidad, que no solo contribuye hacia el desarrollo y progreso de la artritis, sino que también hace que sus articulaciones acarreen más peso. El exceso de peso daña directamente sus articulaciones, y contribuye hacia el desarrollo y progreso de esta enfermedad.

La razón principal por la que he creado esta gran colección de recetas de jugos para prevenir la artritis, es para darle una forma rápida y simple de obtener todos los nutrientes que necesita para impulsar su sistema inmune, limpiar su cuerpo y perder un poco de peso, todo al mismo tiempo. Tomar jugos es una de las mejores formas de nutrir al cuerpo, con antioxidantes sorprendentemente valiosos, y otras substancias, en pocos minutos. Esta colección de jugos es especialmente práctica para personas con cronogramas ocupados o que tienen muy poco tiempo para preparar todo. Es también una opción perfecta para aquellos que no disfrutan comer ciertas frutas o vegetales a lo largo del día, pero aun así quieren obtener muchas vitaminas y minerales para su cuerpo.

Espero que estas recetas poderosas le sirvan como guía para sus problemas de artritis. Estos jugos harán que su digestión sea más simple, y ayudarán a eliminar toxinas peligrosas que llevan a la inflamación y artritis. Este libro se trata de obtener los nutrientes correctos que necesita, de una forma más conveniente, para prevenir la artritis de una vez por todas.

# 46 RECETAS DE JUGOS PARA PREVENIR LA ARTRITIS Y ALIVIAR EL DOLOR: EL REMEDIO NATURAL PARA CONTROLAR SU CONDICIÓN DE ARTRITIS RÁPIDAMENTE

## 1.    Jugo de Cereza y Pepino

**Ingredientes:**

2 tazas de cerezas frescas, sin carozo

1 pepino grande, en rodajas

1 limón grande, sin piel

1 manzana Granny Smith mediana, sin centro

2 onzas de agua

**Preparación:**

Usando un colador, lavar las cerezas bajo agua fría. Cortarlas por la mitad y remover los carozos. Dejar a un lado.

Lavar el pepino y cortarlo en rodajas gruesas. Dejar a un lado.

Pelar el limón y cortarlo por la mitad. Dejar a un lado.

Lavar la manzana y remover el centro. Trozar y dejar a un lado.

Combinar las cerezas, pepino, limón y manzana en una juguera, y pulsar. Transferir a un vaso y añadir el agua. Agregar algunos cubos de hielo antes de servir.

**Información nutricional por porción:** Kcal: 296, Proteínas: 6.6g, Carbohidratos: 88.4g, Grasas: 1.4g

## 2.    Jugo de Naranja y Damasco

**Ingredientes:**

2 naranjas grandes, sin piel

2 damascos grandes, sin carozo

1 taza de semillas de granada

1 taza de uvas verdes

1 limón grande, sin piel

1 rodaja de jengibre pequeña, sin piel

**Preparación:**

Pelar las naranjas y dividir en gajos. Dejar a un lado.

Lavar los damascos y cortarlos por la mitad. Remover los carozos y trozar. Dejar a un lado.

Cortar la parte superior de la granada y bajar hacia cada membrana blanca. Remover las semillas a un vaso medidor y dejar a un lado.

Pelar el limón y cortarlo por la mitad. Dejar a un lado.

Pelar la rodaja de jengibre y dejar a un lado.

Combinar las naranjas, damascos, granada, limón y jengibre en una juguera, y pulsar. Transferir a un vaso y refrigerar 20 minutos antes de servir.

**Información nutricional por porción:** Kcal: 294, Proteínas: 7.2g, Carbohidratos: 88.9g, Grasas: 2.3g

## 3.  Jugo de Arándanos y Menta

**Ingredientes:**

1 taza de arándanos

1 taza de menta fresca, en trozos

1 manzana roja grande, sin centro

1 pepino grande, en rodajas

2 onzas de agua de coco

**Preparación:**

Poner los arándanos en un colador y lavar bajo agua fría. Colar y dejar a un lado.

Lavar la menta y romper con las manos. Dejar a un lado.

Lavar la manzana y cortarla por la mitad. Remover el centro y trozar. Dejar a un lado.

Lavar el pepino y perlarlo. Cortar en rodajas finas y dejar a un lado.

Combinar los arándanos, menta, manzana y pepino en una juguera. Pulsar y transferir a un vaso. Añadir el agua de coco y refrigerar 15 minutos, o agregar hielo antes de servir.

**Información nutricional por porción:** Kcal: 258, Proteínas: 4.7g, Carbohidratos: 74.6g, Grasas: 1.6g

## 4.    Jugo de Frutillas y Mango

**Ingredientes:**

6 frutillas grandes, en trozos

1 taza de mango, sin piel y en trozos

1 taza de cantalupo, en trozos

1 pepino grande, en rodajas

2 onzas de agua de coco

**Preparación:**

Lavar las frutillas y trozar. Dejar a un lado.

Pelar el mango y trozarlo. Rellenar un vaso medidor y reservar el resto.

Cortar el cantalupo por la mitad y remover las semillas. Cortar 2 gajos y pelarlos. Trozar y rellenar un vaso medidor. Reservar el resto en la nevera.

Lavar el pepino y cortarlo en rodajas gruesas. Dejar a un lado.

Combinar las frutillas, mango, cantalupo y pepino en una juguera, y pulsar. Transferir a un vaso y añadir el agua de coco. Refrigerar 30 minutos antes de servir.

**Información nutricional por porción:** Kcal: 209, Proteínas: 5.3g, Carbohidratos: 56.6g, Grasas: 1.5g

## 5.    Jugo de Palta y Cítricos

**Ingredientes:**

1 taza de palta, sin carozo y en trozos

1 pepino grande, en rodajas

1 limón grande, sin piel

1 taza de espinaca fresca, en trozos

1 lima grande, sin piel

1 nudo de jengibre pequeño, sin piel

3 onzas de agua

**Preparación:**

Pelar la palta y cortarla por la mitad. Remover el carozo y trozar. Dejar a un lado.

Lavar el pepino y cortarlo en rodajas gruesas. Dejar a un lado.

Pelar el limón y lima. Cortarlos por la mitad y dejar a un lado.

Lavar la espinaca y romper con las manos. Dejar a un lado.

Pelar el nudo de jengibre y dejar a un lado.

Combinar la palta, pepino, limón, lima, espinaca y jengibre en una juguera. Pulsar y transferir a un vaso. Añadir el agua y refrigerar 20 minutos antes de servir.

**Información nutricional por porción:** Kcal: 269, Proteínas: 6.7g, Carbohidratos: 35g, Grasas: 22.6g

## 6.    Jugo de Alcachofa y Cúrcuma

**Ingredientes:**

1 alcachofa grande, sin piel y en trozos

1 taza de Brotes de Bruselas, recortados

1 zanahoria grande, en rodajas

1 taza de apio fresco, en trozos

1 taza de verdes de nabo, en trozos

1 manzana verde grande, sin centro

½ cucharadita de cúrcuma, molida

2 onzas de agua

**Preparación:**

Recortar las hojas externas de la alcachofa. Trozar y dejar a un lado.

Recortar las hojas externas de los brotes de Bruselas y lavarlas bien. Cortar por la mitad y dejar a un lado.

Lavar la zanahoria y cortar en rodajas finas. Dejar a un lado.

Lavar el apio y trozarlo. Dejar a un lado.

Lavar la manzana y cortarla por la mitad. Remover el centro y trozar. Dejar a un lado.

Lavar los verdes de nabo y romper con las manos. Dejar a un lado.

Combinar la alcachofa, brotes de Bruselas, zanahoria, apio, verdes de nabo y manzana en una juguera. Pulsar y transferir a un vaso. Añadir la cúrcuma y agua. Agregar hielo antes de servir.


**Información nutricional por porción:** Kcal: 205, Proteínas: 11.3g, Carbohidratos: 66.7g, Grasas: 1.4g

## 7.    Jugo de Sandía y Naranja

### Ingredientes:

2 tazas de sandía, en trozos

1 naranja grande, sin piel

1 taza de frambuesas

1 kiwi grande, sin piel

2 onzas agua de coco

### Preparación:

Cortar la sandía por la mitad. Para dos tazas, necesitará 2 gajos grandes. Pelar y trozar. Remover las semillas y dejar a un lado. Reservar el resto para otra receta. Dejar a un lado.

Pelar la naranja y dividirla en gajos. Dejar a un lado.

Lavar las frambuesas bajo agua fría. Colar y dejar a un lado.

Pelar el kiwi y cortarlo por la mitad. Dejar a un lado.

Combinar la sandía, naranja, frambuesas y kiwi en una juguera. Pulsar y transferir a un vaso. Añadir el agua de coco y refrigerar 15 minutos antes de servir.

**Información nutricional por porción:** Kcal: 232, Proteínas: 5.8g, Carbohidratos: 71.4g, Grasas: 1.8g

## 8.     Jugo Salado de Remolacha y Tomate

**Ingredientes:**

2 tazas de remolachas, recortadas

1 tomate Roma grande, en trozos

1 pepino grande, en rodajas

3 rábanos grandes, recortados

½ cucharadita de romero fresco, en trozos

¼ cucharadita de sal marina

1 onza de agua

**Preparación:**

Lavar la remolacha y recortar las partes verdes. Trozar y dejar a un lado.

Lavar el tomate y ponerlo en un tazón. Trozar y reservar el jugo. Dejar a un lado.

Lavar el pepino y cortar en rodajas finas. Dejar a un lado.

Lavar los rábanos y recortar las puntas verdes. Cortar por la mitad y dejar a un lado.

Combinar la remolacha, tomate, pepino, rábanos y romero en una juguera. Pulsar y transferir a un vaso. Añadir la sal y agua. Refrigerar 10 minutos antes de servir.

**Información nutricional por porción:** Kcal: 152, Proteínas: 8.2g, Carbohidratos: 44.9g, Grasas: 1.2g

## 9.    Jugo de Pimiento y Calabaza

**Ingredientes:**

3 pimientos rojos grandes, en trozos

1 taza de calabaza, en cubos

1 taza de chirivías, en rodajas

1 cucharada de perejil fresco, en trozos

2 onzas de agua

**Preparación:**

Lavar los pimientos y cortarlos por la mitad. Remover las semillas y trozar.

Pelar la calabaza y remover las semillas. Cortar en cubos y rellenar un vaso medidor. Reservar el resto para otra receta, en la nevera.

Lavar las chirivías y pelarlas. Cortar en rodajas finas y dejar a un lado.

Combinar los pimientos, calabaza, chirivías y perejil en una juguera. Pulsar y transferir a un vaso. Añadir el agua y un poco de hielo.

Servir inmediatamente.

**Información nutricional por porción:** Kcal: 238, Proteínas: 7.9g, Carbohidratos: 70.2g, Grasas: 2.1g

## 10. Jugo de Papaya y Granada

**Ingredientes:**

1 papaya grande, sin piel y en trozos

1 taza de semillas de granada

1 manzana verde grande, sin centro

1 cucharada de menta fresca, en trozos

2 onzas de agua

**Preparación:**

Pelar la papaya y cortarla por la mitad. Remover las semillas y pulpa. Trozar y dejar a un lado.

Cortar la parte superior de la granada y bajar hacia cada membrana blanca. Remover las semillas a un vaso medidor y dejar a un lado.

Lavar la manzana y cortarla por la mitad. Remover el centro y trozar. Dejar a un lado.

Combinar la papaya, granada, manzana y menta en una juguera. Pulsar y transferir a un vaso. Añadir el agua y refrigerar 15 minutos antes de servir.

**Información nutricional por porción:** Kcal: 438, Proteínas: 6.1g, Carbohidratos: 129g, Grasas: 3.4g

## 11.    Jugo de Ciruela y Moras

**Ingredientes:**

5 ciruelas grandes, sin carozo

2 tazas de moras

1 limón grande, sin piel

1 taza de uvas negras

1 manzana Dorada Deliciosa mediana, sin centro

2 onzas de agua

1 cucharadita de miel líquida

**Preparación:**

Lavar las ciruelas y cortarlas por la mitad. Remover los carozos y trozar. Dejar a un lado.

Lavar las moras bajo agua fría. Colar y dejar a un lado.

Pelar el limón y cortarlo por la mitad. Dejar a un lado.

Lavar las uvas negras y dejar a un lado.

Lavar la manzana y cortarla por la mitad. Remover el centro y trozar. Dejar a un lado.

Combinar las ciruelas, moras, limón, uvas negras y manzana en una juguera. Pulsar y transferir a un vaso. Añadir la miel y agua. Agregar hielo y servir inmediatamente.

**Información nutricional por porción:** Kcal: 344, Proteínas: 8g, Carbohidratos: 110g, Grasas: 3.1g

## 12.    Jugo de Ananá y Lima

**Ingredientes:**

1 taza de trozos de ananá

2 limas grandes, sin piel

1 taza de guayaba, en trozos

1 pepino grande, en rodajas

1 cucharada de albahaca fresca, en trozos

2 onzas de agua

**Preparación:**

Cortar la parte superior del ananá y pelarlo. Trozar y rellenar un vaso medidor. Reservar el resto en la nevera.

Pelar las limas y cortarlas por la mitad. Dejar a un lado.

Lavar la guayaba y trozar. Rellenar un vaso medidor y reservar el resto en la nevera.

Lavar el pepino y cortar en rodajas finas. Dejar a un lado.

Combinar el ananá, limas, guayaba, pepino y albahaca en una juguera. Pulsar y transferir a un vaso. Añadir el agua y refrigerar 15 minutos antes de servir.

**Información nutricional por porción:** Kcal: 158, Proteínas: 4.7g, Carbohidratos: 47.9g, Grasas: 1.1g

## 13. Jugo de Arándanos Agrios y Pera

**Ingredientes:**

1 taza de arándanos agrios

1 pera grande, sin centro

1 manzana verde grande, sin centro

3 frutillas grandes, en trozos

1 naranja grande, sin piel

¼ cucharadita de nuez moscada, molida

2 onzas de agua de coco

**Preparación:**

Lavar los arándanos agrios bajo agua fría. Colar y dejar a un lado.

Lavar la pera y cortarla por la mitad. Remover el centro y trozar. Dejar a un lado.

Lavar la manzana y cortarla por la mitad. Remover el centro y trozar. Dejar a un lado.

Lavar las frutillas y trozar. Dejar a un lado.

Pelar la naranja y dividirla en gajos. Dejar a un lado.

Combinar la pera, manzana, frutillas, naranja y nuez moscada en una juguera. Pulsar y transferir a un vaso. Añadir el agua y refrigerar, o agregar hielo antes de servir.

**Información nutricional por porción:** Kcal: 158, Proteínas: 4.7g, Carbohidratos: 47.9g, Grasas: 1.1g

## 14.    Jugo de Zanahoria y Naranja

**Ingredientes:**

5 zanahorias grandes, sin piel

1 naranja grande, sin piel y en gajos

1 limón grande, sin piel

1 taza de Lechuga Romana, en trozos

1 pepino grande, en rodajas

¼ cucharadita de cúrcuma, molida

**Preparación:**

Pelar y lavar las zanahorias. Cortar en rodajas finas y dejar a un lado.

Pelar la naranja y dividirla en gajos. Dejar a un lado.

Pelar el limón y cortarlo por la mitad. Dejar a un lado.

Lavar la lechuga y romper con las manos. Dejar a un lado.

Lavar el pepino y cortar en rodajas finas. Dejar a un lado.

Combinar las zanahorias, naranja, limón, lechuga y pepino en una juguera. Pulsar y transferir a un vaso. Añadir la cúrcuma y un poco de hielo antes de servir.

**Información nutricional por porción:** Kcal: 232, Proteínas: 8.2g, Carbohidratos: 74g, Grasas: 1.7g

## 15.    Jugo de Espárragos y Verde de Ensalada

**Ingredientes:**

1 taza de espárragos, recortados

1 taza de verdes de ensalada, en trozos

1 taza de berro, en trozos

1 pimiento verde, en trozos

1 pepino grande, en rodajas

2 onzas de agua

¼ cucharadita de sal

**Preparación:**

Lavar los espárragos y recortar las puntas. Trozar y rellenar un vaso medidor. Reservar el resto para otro jugo.

Combinar los verdes de ensalada y berro en un colador. Lavar bajo agua fría y romper con las manos. Dejar a un lado.

Lavar el pimiento y cortarlo por la mitad. Remover las semillas y trozar. Dejar a un lado.

Lavar el pepino y cortar en rodajas finas. Dejar a un lado.

Combinar los espárragos, verdes de ensalada, pimiento y pepino en una juguera, y pulsar. Transferir a un vaso y añadir la sal y agua. Refrigerar 15 minutos antes de servir.

**Información nutricional por porción:** Kcal: 86, Proteínas: 8.2g, Carbohidratos: 26.1g, Grasas: 1g

## 16.    Jugo de Batata y Verdes

**Ingredientes:**

1 taza de batatas, sin piel

1 hinojo grande, en trozos

1 taza de Acelga, en trozos

1 taza de lechuga roja, en trozos

1 taza de espinaca fresca, en trozos

1 cabeza pequeña de coliflor, en trozos

1 limón grande, sin piel

**Preparación:**

Pelar a batata y trozarla. Rellenar un vaso medidor y reservar el resto.

Lavar el bulbo de hinojo y recortar las capas marchitas. Trozar y dejar a un lado.

Combinar la acelga, lechuga roja y espinaca en un colador. Lavar bajo agua fría y colar. Romper con las manos y dejar a un lado.

Recortar las hojas externas de la coliflor. Lavar y trozar. Dejar a un lado.

Pelar el limón y cortarlo por la mitad. Dejar a un lado.

Combinar la batata, hinojo, acelga, coliflor y limón en una juguera, y pulsar. Transferir a un vaso y añadir hielo antes de servir.

**Información nutricional por porción:** Kcal: 218, Proteínas: 14.3g, Carbohidratos: 67.7g, Grasas: 1.9g

## 17.   Jugo de Hinojo y Brotes de Bruselas

**Ingredientes:**

1 bulbo de hinojo mediano, en trozos

1 taza de Brotes de Bruselas, por la mitad

1 pimiento amarillo grande, en trozos

1 pepino grande, en rodajas

¼ cucharadita de sal

2 onzas de agua

**Preparación:**

Recortar los tallos de hinojo y capas marchitas. Trozar y dejar a un lado.

Recortar las hojas externas y lavar los brotes de Bruselas. Trozar y dejar a un lado.

Lavar el pimiento y cortarlo por la mitad. Remover las semillas y trozar. Dejar a un lado.

Lavar el pepino y cortar en rodajas finas. Dejar a un lado.

Combinar el hinojo, brotes de Bruselas, pimientos y pepino en una juguera. Pulsar y transferir a un vaso. Añadir la sal y agua, y refrigerar 10 minutos antes de servir.

**Información nutricional por porción:** Kcal: 151, Proteínas: 9.7g, Carbohidratos: 47.6g, Grasas: 1.4g

## 18. Jugo de Sandía y Durazno

**Ingredientes:**

1 taza de sandía, en cubos

2 duraznos grandes, sin carozo

1 manzana verde grande, sin centro

5 cerezas frescas, sin carozo

3 onzas de agua de coco

**Preparación:**

Cortar la sandía por la mitad. Para una taza, necesitará un gajo grande. Pelar y trozar. Remover las semillas y dejar a un lado. Reservar el resto para otros jugos.

Lavar los duraznos y cortarlos por la mitad. Remover los carozos y trozar. Dejar a un lado.

Lavar la manzana y cortarla por la mitad. Remover el centro y trozar. Dejar a un lado.

Lavar las cerezas y cortarlas por la mitad. Remover los carozos y dejar a un lado.

Procesar la sandía, duraznos, naranja y cerezas en una juguera. Transferir a un vaso y añadir el agua de coco. Agregar hielo y servir inmediatamente.

**Información nutricional por porción:** Kcal: 276, Proteínas: 5.4g, Carbohidratos: 47.6g, Grasas: 1.6g

## 19.   Jugo de Espinaca y Manzana

**Ingredientes:**

1 taza de espinaca fresca, en trozos

1 manzana roja grande, sin centro

1 taza de espárragos silvestres, recortados

1 taza de verdes de ensalada, en trozos

1 taza de verdes de mostaza, en trozos

2 onzas de agua

**Preparación:**

Combinar la espinaca, verdes de ensalada y verdes de mostaza en un colador grande. Lavar bajo agua fría y colar. Romper con las manos y dejar a un lado.

Lavar la manzana y cortarla por la mitad. Remover el centro y trozar. Dejar a un lado.

Combinar la espinaca, verdes de ensalada, verdes de mostaza y manzana en una juguera, y pulsar. Transferir a un vaso y añadir el agua. Refrigerar 15 minutos antes de servir.

**Información nutricional por porción:** Kcal: 207, Proteínas: 16.1g, Carbohidratos: 58.6g, Grasas: 2.5g

## 20.    Jugo de Ciruela y Repollo

**Ingredientes:**

5 ciruelas grandes, sin carozo

1 taza de repollo morado, en trozos

1 taza de moras

1 pepino grande, en rodajas

2 onzas de agua

**Preparación:**

Lavar las ciruelas y cortarlas por la mitad. Remover los carozos y cortar en cuartos. Dejar a un lado.

Lavar el repollo bajo agua fría. Colar y trozar. Dejar a un lado.

Lavar las moras bajo agua fría usando un colador. Colar y dejar a un lado.

Lavar el pepino y cortar en rodajas finas. Dejar a un lado.

Combinar las ciruelas, repollo, moras y pepino en una juguera, y pulsar. Transferir a un vaso y añadir el agua. Refrigerar 15 minutos antes de servir.

**Información nutricional por porción:** Kcal: 221, Proteínas: 7.5g, Carbohidratos: 69.1g, Grasas: 2.1g

## 21.    Jugo de Zapallo Calabaza y Tomate

**Ingredientes:**

1 taza de zapallo calabaza, en trozos

1 tomate grande, en trozos

1 limón grande, sin piel

1 naranja grande, sin piel

1 pera grande, sin centro y en trozos

2 onzas de agua

1 cucharadita de miel líquida

**Preparación:**

Lavar el zapallo calabaza y cortarlo por la mitad. Remover las semillas. Trozar y llenar un vaso medidor. Reservar el resto para otro jugo.

Lavar el tomate y ponerlo en un tazón. Trozar y reservar el jugo. Dejar a un lado.

Pelar el limón y cortarlo por la mitad. Dejar a un lado.

Pelar la naranja y dividirla en gajos. Dejar a un lado.

Lavar la pera y cortarla por la mitad. Remover el centro y trozar. Dejar a un lado.

Combinar el zapallo calabaza, tomate, limón, naranja y pera en una juguera. Pulsar y transferir a un vaso. Añadir el agua y miel. Agregar hielo y servir inmediatamente.

**Información nutricional por porción:** Kcal: 201, Proteínas: 5.9g, Carbohidratos: 66.1g, Grasas: 1.3g

## 22.  Jugo de Coliflor y Puerro

**Ingredientes:**

1 cabeza pequeña de coliflor, en trozos

3 puerros grandes, en trozos

1 lima grande, sin piel

1 calabacín grande, en trozos

2 onzas de agua

**Preparación:**

Recortar las hojas externas de la coliflor. Lavar y trozar. Dejar a un lado.

Lavar los puerros y trozar. Dejar a un lado.

Pelar la lima y cortarla por la mitad. Dejar a un lado.

Pelar el calabacín y cortarlo por la mitad. Remover las semillas y trozar. Dejar a un lado.

Combinar el coliflor, puerros, lima y calabacín en una juguera. Pulsar y añadir el agua. Refrigerar 10 minutos antes de servir.

**Información nutricional por porción:** Kcal: 241, Proteínas: 13.2g, Carbohidratos: 64.7g, Grasas: 2.6g

## 23.    Jugo de Frambuesas y Remolacha

**Ingredientes:**

2 tazas de frambuesas

1 manzana verde grande, sin centro

1 taza de remolacha, en trozos

1 taza de albahaca fresca, en trozos

1 limón grande, sin piel

3 onzas de agua

**Preparación:**

Lavar las frambuesas bajo agua fría usando un colador. Colar y dejar a un lado.

Lavar la manzana y cortarla por la mitad. Remover el centro y trozar. Dejar a un lado.

Lavar la remolacha y recortar las puntas verdes. Trozar y rellenar un vaso medidor. Reservar el resto para otro jugo.

Lavar la albahaca bajo agua fría y romper con las manos. Dejar a un lado.

Pelar el limón y cortarlo por la mitad. Dejar a un lado.

Combinar las frambuesas, manzana, remolacha, albahaca y limón en una juguera. Pulsar, añadir el agua y refrigerar 10 minutos antes de servir.

**Información nutricional por porción:** Kcal: 218, Proteínas: 7.5g, Carbohidratos: 76.4g, Grasas: 2.5g

## 24.    Jugo de Damasco y Granada

**Ingredientes:**

1 damasco grande, sin carozo

1 taza de semillas de granada

1 limón grande, sin piel

1 naranja grande, en gajos

1 zanahoria grande, sin piel

2 onzas de agua de coco

**Preparación:**

Lavar el damasco y cortarlo por la mitad. Remover el carozo y trozar. Dejar a un lado.

Cortar la parte superior de la granada y bajar hacia las membranas blancas. Remover las semillas a un vaso medidor y dejar a un lado.

Pelar el limón y cortarlo por la mitad. Dejar a un lado.

Pelar la naranja y dividirla en gajos. Dejar a un lado.

Pelar y lavar la zanahoria. Cortar en rodajas finas y dejar a un lado.

Combinar el damasco, semillas de granada, limón, naranja y zanahoria en una juguera. Pulsar y transferir a un vaso. Añadir el agua de coco y algunos cubos de hielo antes de servir.

**Información nutricional por porción:** Kcal: 241, Proteínas: 7.3g, Carbohidratos: 73.9g, Grasas: 2.3g

## 25. Jugo de Brócoli y Col Rizada

**Ingredientes:**

2 tazas de brócoli, recortado

1 taza de col rizada fresca, en trozos

1 taza de perejil fresco, en trozos

1 manzana verde grande, en trozos

1 taza de espinaca fresca, en trozos

2 onzas de agua

**Preparación:**

Lavar el brócoli bajo agua fría y trozar. Dejar a un lado.

Combinar el perejil, col rizada y espinaca en un colador, y lavar bajo agua fría. Colar y romper con las manos. Dejar a un lado.

Lavar la manzana y cortarla por la mitad. Remover el centro y trozar. Dejar a un lado.

Combinar el brócoli, col rizada, perejil, manzana y espinaca en una juguera. Pulsar y añadir el agua.

Refrigerar 20 minutos antes de servir.


**Información nutricional por porción:** Kcal: 223, Proteínas: 20.4g, Carbohidratos: 62.1g, Grasas: 3.5g

## 26.    Jugo de Mango y Cereza

**Ingredientes:**

1 taza de mango, en trozos

1 taza de cerezas frescas, sin carozo

2 tazas de uvas verdes

1 limón grande, sin piel

2 onzas de agua

**Preparación:**

Lavar el mango y trozarlo. Rellenar un vaso medidor y reservar el resto. Dejar a un lado.

Lavar las cerezas y cortarlas por la mitad. Remover los carozos y dejar a un lado.

Lavar las uvas y rellenar un vaso medidor. Reservar el resto para otro jugo. Dejar a un lado.

Pelar el limón y cortarlo por la mitad. Dejar a un lado.

Combinar el mango, cerezas, uvas y limón en una juguera, y pulsar. Transferir a un vaso y añadir el agua.

Agregar algunos cubos de hielo y servir inmediatamente.

**Información nutricional por porción:** Kcal: 302, Proteínas: 4.8g, Carbohidratos: 86.3g, Grasas: 1.7g

## 27. Jugo de Pomelo y Manzana

### Ingredientes:

2 pomelos grandes, sin piel

1 manzana roja grande, sin centro

2 frutillas grandes, en trozos

1 nudo de jengibre pequeño, sin piel

2 onzas de agua de coco

### Preparación:

Pelar los pomelos y dividirlos en gajos. Dejar a un lado.

Lavar la manzana y cortarla por la mitad. Remover el centro y trozar. Dejar a un lado.

Lavar las frutillas y trozarlas. Dejar a un lado.

Pelar el nudo de jengibre y dejar a un lado.

Combinar los pomelos, manzana, frutillas y jengibre en una juguera. Pulsar y transferir a un vaso. Añadir el agua de coco y refrigerar por 15 minutos, o agregar hielo antes de servir.

**Información nutricional por porción:** Kcal: 302, Proteínas: 4.8g, Carbohidratos: 86.3g, Grasas: 1.7g

## 28.    Jugo de Calabaza y Nuez Moscada

**Ingredientes:**

2 tazas de calabaza, en cubos

1 manzana verde grande, sin centro

1 pepino grande, en rodajas

1 taza de Acelga, en trozos

2 onzas de agua

¼ cucharadita de nuez moscada, molida

**Preparación:**

Pelar la calabaza y cortarla por la mitad. Remover las semillas y cortar un gajo grande. Pelarlo y cortar en cubos. Rellenar un vaso medidor y reservar el resto para otro jugo.

Lavar la manzana y cortarla por la mitad. Remover el centro y trozar. Dejar a un lado.

Lavar el pepino y cortar en rodajas finas. Dejar a un lado.

Lavar la acelga bajo agua fría. Colar y romper con las manos. Dejar a un lado.

Combinar la calabaza, manzana, pepino y acelga en una juguera. Pulsar y añadir el agua y nuez moscada. Refrigerar 15 minutos antes de servir.

**Información nutricional por porción:** Kcal: 196, Proteínas: 5.8g, Carbohidratos: 55.4g, Grasas: 1.1g

## 29.    Jugo de Apio y Frijoles Verdes

**Ingredientes:**

2 tazas de apio, en trozos

1 taza de frijoles verdes, en trozos

1 taza de menta fresca, en trozos

1 taza de verdes de remolacha, en trozos

1 pepino grande, en rodajas

2 onzas de agua

¼ cucharadita de sal

**Preparación:**

Lavar el apio y trozar. Dejar a un lado.

Lavar los frijoles y trozarlos. Dejar a un lado.

Combinar la menta y verdes de remolacha en un colador. Lavar bajo agua fría y romper con las manos. Dejar a un lado.

Lavar el pepino y cortar en rodajas finas. Dejar a un lado.

Combinar el apio, frijoles verdes, menta, verdes de remolacha y pepino en una juguera. Pulsar y transferir a un vaso. Añadir el agua y sal.

Refrigerar 10 minutos antes de servir.

**Información nutricional por porción:** Kcal: 91, Proteínas: 6.1g, Carbohidratos: 26.1g, Grasas: 1g

## 30. Jugo de Frutilla y Durazno

### Ingredientes:

1 taza de frutillas, en trozos

2 duraznos grandes, sin carozo

1 manzana verde grande, sin centro

1 limón grande, sin piel

1 kiwi grande, sin piel

1 naranja grande, sin piel

2 onzas de agua

### Preparación:

Lavar las frutillas bajo agua fría. Remover las partes verdes y trozar. Dejar a un lado.

Lavar los duraznos y cortarlos por la mitad. Remover los carozos y trozar. Dejar a un lado.

Lavar la manzana y cortarla por la mitad. Remover el centro y trozar. Dejar a un lado.

Pelar el limón y kiwi. Cortar por la mitad y dejar a un lado.

Combinar las frutillas, duraznos, manzana, limón y kiwi en una juguera, y pulsar. Transferir a un vaso y añadir el agua. Agregar hielo y servir inmediatamente.

**Información nutricional por porción:** Kcal: 345, Proteínas: 7.8g, Carbohidratos: 105g, Grasas: 2.3g

## 31. Jugo Ácido de Pimiento y Limón

**Ingredientes:**

1 pimiento rojo grande, en trozos

1 limón grande, sin piel

1 taza de remolacha, en trozos

1 pepino grande, en rodajas

1 cucharadita de vinagre balsámico

¼ cucharadita de sal

2 onzas de agua

**Preparación:**

Lavar el pimiento y cortarlo por la mitad. Remover las semillas y trozar. Dejar a un lado.

Pelar el limón y cortarlo por la mitad. Dejar a un lado.

Lavar la remolacha y recortar las puntas verdes. Trozar y rellenar un vaso medidor. Reservar el resto para otro jugo. Dejar a un lado.

Lavar el pepino y cortar en rodajas finas. Dejar a un lado.

Combinar los pimientos, limón, remolacha y pepino en una juguera. Pulsar y transferir a un vaso. Añadir el vinagre balsámico, sal y agua.

Refrigerar 20 minutos antes de servir.


**Información nutricional por porción:** Kcal: 130, Proteínas: 6.4g, Carbohidratos: 39.2g, Grasas: 1.2g

## 32.    Jugo de Mora y Damasco

**Ingredientes:**

1 taza de moras

1 taza de frambuesas

3 damascos grandes, sin carozo

1 manzana roja grande, sin centro

3 zanahorias grandes, sin piel

**Preparación:**

Combinar las moras y frambuesas en un colador. Lavar bajo agua fría y colar. Dejar a un lado.

Lavar los damascos y cortarlos por la mitad. Remover los carozos y trozar. Dejar a un lado.

Lavar la manzana y cortarla por la mitad. Remover el centro y trozar.

Lavar y pelar las zanahorias. Cortar en rodajas finas y dejar a un lado.

Combinar las moras, frambuesas, damascos, manzana y zanahorias en una juguera. Pulsar y transferir a un vaso. Añadir el agua y refrigerar 20 minutos antes de servir.

**Información nutricional por porción:** Kcal: 301, Proteínas: 7.6g, Carbohidratos: 97.4g, Grasas: 2.9g

## 33.    Jugo de Frutilla y Palta

**Ingredientes:**

5 frutillas grandes, en trozos

1 taza de palta, sin carozo

1 taza de menta fresca, en trozos

1 manzana grande, sin centro

1 limón grande, sin piel

1 pepino grande, en rodajas

**Preparación:**

Lavar las frutillas y trozarlas. Dejar a un lado.

Pelar la palta y cortarla por la mitad. Remover el carozo y trozar. Rellenar un vaso medidor y reservar el resto.

Lavar la menta y romper con las manos. Dejar a un lado.

Lavar la manzana y cortarla por la mitad. Remover el centro y trozar. Dejar a un lado.

Pelar el limón y cortarlo por la mitad. Dejar a un lado.

Lavar el pepino y cortar en rodajas finas. Dejar a un lado.

Combinar las frutillas, palta, menta, limón y pepino en una juguera, y pulsar. Transferir a un vaso y añadir el agua. Agregar hielo y servir inmediatamente.

**Información nutricional por porción:** Kcal: 376, Proteínas: 8.1g, Carbohidratos: 67.8g, Grasas: 23.3g

## 34.    Jugo de Cantalupo y Zanahoria

**Ingredientes:**

1 taza de cantalupo, en cubos

3 zanahorias grandes, en rodajas

1 naranja grande, sin piel

1 manzana verde grande, sin centro

2 onzas de agua de coco

**Preparación:**

Cortar el cantalupo por la mitad. Remover las semillas y pulpa. Cortar dos gajos y pelarlos. Cortar en cubos y dejar a un lado. Reservar el resto en la nevera.

Lavar y pelar las zanahorias. Cortar en rodajas finas y dejar a un lado.

Pelar la naranja y dividirla en gajos. Dejar a un lado.

Lavar la manzana y cortarla por la mitad. Remover el centro y trozar. Dejar a un lado.

Combinar el cantalupo, zanahorias, naranja y manzana en una juguera. Pulsar y añadir el agua de coco.

**Información nutricional por porción:** Kcal: 277, Proteínas: 6g, Carbohidratos: 83g, Grasas: 1.4g

## 35.    Jugo de Granada y Pimiento

**Ingredientes:**

1 taza de semillas de granada

1 pimiento rojo grande, en trozos

1 taza de arándanos agrios

4 ciruelas grandes, sin carozo

1 manzana verde grande, sin centro

**Preparación:**

Cortar la parte superior de la granada y bajar hacia cada membrana blanca. Remover las semillas a un vaso medidor y dejar a un lado.

Lavar el pimiento y cortarlo por la mitad. Remover las semillas y trozar. Dejar a un lado.

Lavar los arándanos agrios y colar. Dejar a un lado.

Lavar las ciruelas y cortarlas por la mitad. Remover los carozos y trozar. Dejar a un lado.

Lavar la manzana y cortarla por la mitad. Remover el centro y trozar. Dejar a un lado.

Combinar la granada, arándanos agrios, ciruelas y manzana en una juguera. Pulsar y añadir hielo antes de servir.

**Información nutricional por porción:** Kcal: 277, Proteínas: 6g, Carbohidratos: 83g, Grasas: 1.4g

## 36.    Jugo de Calabacín y Kiwi

### Ingredientes:

1 calabacín grande, sin semillas

3 kiwis grandes, sin piel

1 lima grande, sin piel

1 taza de semillas de granada

1 naranja grande, sin piel

### Preparación:

Lavar el calabacín y cortarlo por la mitad. Remover las semillas, trozar y dejar a un lado.

Pelar los kiwis y lima. Cortarlos por la mitad y dejar a un lado.

Cortar la parte superior de la granada y bajar hacia cada membrana blanca. Remover las semillas a un vaso medidor y dejar a un lado.

Pelar la naranja y dividirla en gajos. Dejar a un lado.

Procesar los kiwis, calabacín, lima, semillas de granada y naranja en una juguera.

Transferir a un vaso y añadir hielo antes de servir.

**Información nutricional por porción:** Kcal: 183, Proteínas: 8.5g, Carbohidratos: 52.6g, Grasas: 1.6g

## 37. Jugo de Arándanos y Mango

**Ingredientes:**

1 taza de mango, en trozos

1 taza de arándanos

1 pepino grande, en rodajas

1 manzana verde grande, sin centro

2 onzas de agua

**Preparación:**

Lavar el mango y trozarlo. Rellenar un vaso medidor y reservar el resto. Dejar a un lado.

Poner los arándanos en un colador y lavar bajo agua fría. Colar y dejar a un lado.

Lavar la manzana y remover el centro. Trozar y dejar a un lado.

Combinar el mango, arándanos y manzana en una juguera, y pulsar.

Transferir a un vaso y añadir el agua. Agregar hielo antes de servir.

**Información nutricional por porción:** Kcal: 180, Proteínas: 5.9g, Carbohidratos: 63.5g, Grasas: 1.1g

## 38.    Jugo de Zanahoria y Limón

**Ingredientes:**

5 zanahorias grandes, en rodajas

2 limones grandes, sin piel

1 manzana verde grande, sin centro

1 taza de Lechuga Romana

2 onzas de agua

**Preparación:**

Lavar las zanahorias y cortar en rodajas gruesas. Dejar a un lado.

Pelar los limones y cortarlos por la mitad. Dejar a un lado.

Lavar la manzana y remover el centro. Trozar y dejar a un lado.

Lavar la lechuga bajo agua fría. Romper con las manos y dejar a un lado.

Procesar las zanahorias, lechuga, limón y manzana en una juguera. Transferir a un vaso y añadir hielo antes de servir.

**Información nutricional por porción:** Kcal: 232, Proteínas: 6.1g, Carbohidratos: 74.9g, Grasas: 1.7g

## 39.    Jugo de Guayaba y Lima

**Ingredientes:**

1 guayaba grande, sin piel

1 lima grande, sin piel

2 naranjas grandes, sin piel

1 pepino grande, en rodajas

2 onzas de agua

**Preparación:**

Pelar y lavar la guayaba. Trozar y dejar a un lado.

Pelar la lima y cortarla por la mitad. Dejar a un lado.

Pelar las naranjas y dividir en gajos. Dejar a un lado.

Lavar el pepino y cortar en rodajas finas. Dejar a un lado.

Combinar la lima, guayaba, naranja y pepino en una juguera, y pulsar.

Transferir a un vaso y añadir el agua. Agregar hielo y servir inmediatamente.

**Información nutricional por porción:** Kcal: 210, Proteínas: 7g, Carbohidratos: 65.7g, Grasas: 1.3g

## 40.    Jugo de Apio y Limón

**Ingredientes:**

1 limón grande, sin piel

1 taza de apio, en trozos

1 taza de menta fresca, en trozos

1 taza de espinaca fresca, en trozos

2 onzas de agua

**Preparación:**

Pelar el limón y cortarlo por la mitad. Dejar a un lado.

Lavar los tallos de apio y trozar. Rellenar un vaso medidor y dejar a un lado.

Lavar la espinaca y menta en un colador. Trozar y poner en un tazón mediano. Dejar a un lado.

Combinar el limón, apio, menta y espinaca en una juguera, y pulsar. Transferir a un vaso y añadir el agua.

Refrigerar 10 minutos antes de servir.

**Información nutricional por porción:** Kcal: 35, Proteínas: 3.1g, Carbohidratos: 13.2g, Grasas: 0.7g

## 41.    Jugo de Albahaca y Limón

**Ingredientes:**

1 taza de albahaca fresca, en trozos

1 limón grande, sin piel

1 taza de Acelga, en trozos

1 manzana verde grande, sin centro

1 taza de menta fresca, en trozos

2 onzas de agua

**Preparación:**

Combinar la albahaca, acelga y menta en un colador grande. Lavar bajo agua fría. Trozar y dejar a un lado.

Pelar el limón y cortarlo por la mitad.

Lavar la manzana y cortarla por la mitad. Remover el centro y trozar. Dejar a un lado.

Combinar la albahaca, acelga, menta, limón y manzana en una juguera, y pulsar. Transferir a un vaso y añadir el agua.

Refrigerar 10 minutos antes de servir.


**Información nutricional por porción:** Kcal: 126, Proteínas: 3.9g, Carbohidratos: 39.1g, Grasas: 1.1g

## 42. Jugo de Ananá y Zanahoria

**Ingredientes:**

1 taza de trozos de ananá

2 zanahorias grandes, en rodajas

1 taza de berro, en trozos

1 lima grande, sin piel

1 nudo de jengibre pequeño, sin piel

2 onzas de agua

**Preparación:**

Pelar el ananá y trozarlo. Dejar a un lado.

Lavar y pelar las zanahorias. Cortar en rodajas finas y dejar a un lado.

Lavar el berro bajo agua fría. Romper con las manos y dejar a un lado.

Pelar la lima y cortarla por la mitad. Dejar a un lado.

Pelar el nudo de jengibre y trozar. Dejar a un lado.

Combinar el ananá, zanahorias, berro, limón y jengibre en una juguera, y pulsar.

Transferir a un vaso y añadir el agua. Agregar hielo y servir.

**Información nutricional por porción:** Kcal: 135, Proteínas: 3.3g, Carbohidratos: 40.6g, Grasas: 3.3g

## 43. Jugo de Naranja y Manzana

**Ingredientes:**

3 naranjas grandes, sin piel

1 manzana verde grande, sin centro

1 taza de espárragos frescos, recortados

¼ cucharadita de cúrcuma, molida

2 onzas de agua

**Preparación:**

Pelar las naranjas y dividir en gajos. Dejar a un lado.

Lavar la manzana y remover el centro. Trozar y dejar a un lado.

Lavar los espárragos bajo agua fría y recortar las puntas. Trozar y dejar a un lado.

Combinar las naranjas, manzana y espárragos en una juguera, y pulsar. Transferir a un vaso y añadir la cúrcuma y agua.

Refrigerar 10 minutos antes de servir.

**Información nutricional por porción:** Kcal: 316, Proteínas: 9.1g, Carbohidratos: 98.1g, Grasas: 1.2g

## 44.    Jugo de Pomelo y Kiwi

**Ingredientes:**

2 pomelos grandes, sin piel

1 kiwi grande, sin piel

1 lima grande, sin piel

2 tallos de apio grandes, en trozos

1 taza de lechuga roja, en trozos

2 onzas de agua

**Preparación:**

Pelar el pomelo y dividirlo en gajos. Dejar a un lado.

Pelar el kiwi y lima. Cortar por la mitad y dejar a un lado.

Lavar y trozar los tallos de apio. Dejar a un lado.

Lavar la lechuga bajo agua fría y trozarla. Dejar a un lado.

Combinar el pomelo, kiwi, apio y lechuga en una juguera, y pulsar.

Transferir a un vaso y añadir el agua. Servir inmediatamente.

**Información nutricional por porción:** Kcal: 233, Proteínas: 6g, Carbohidratos: 70.7g, Grasas: 1.3g

## 45. Jugo de Remolacha y Pera

**Ingredientes:**

2 tazas de remolacha, en trozos

1 pera grande, sin centro

1 pimiento rojo grande, en trozos

1 limón grande, sin piel

1 rodaja pequeña de raíz de jengibre, sin piel

3 onzas de agua

**Preparación:**

Lavar la remolacha y recortar las puntas verdes. Trozar y rellenar un vaso medidor. Reservar el resto para otro jugo. Dejar a un lado.

Lavar la pera y cortarla por la mitad. Remover el centro y trozar. Dejar a un lado.

Lavar el pimiento y cortarlo por la mitad. Remover las semillas y trozar. Dejar a un lado.

Pelar el limón y cortarlo por la mitad. Dejar a un lado.

Pelar la rodaja de jengibre y cortarla por la mitad. Dejar a un lado.

Combinar la remolacha, pera, pimiento, limón y jengibre en una juguera. Pulsar y transferir a un vaso.

Añadir el agua y un poco de hielo antes de servir.

**Información nutricional por porción:** Kcal: 239, Proteínas: 7.5g, Carbohidratos: 76.7g, Grasas: 1.4g

## 46.     Jugo de Puerro y Col Rizada

**Ingredientes:**

3 puerros grandes, en trozos

1 taza de col rizada fresca, en trozos

1 taza de brócoli, en trozos

1 pepino grande, en rodajas

1 diente de ajo, sin piel

1 cucharadita de romero fresco, en trozos

2 onzas de agua

**Preparación:**

Lavar los puerros y trozarlos. Dejar a un lado.

Lavar la col rizada bajo agua fría y trozar. Dejar a un lado.

Lavar el brócoli y trozarlo. Rellenar un vaso medidor y reservar el resto para otro jugo. Dejar a un lado.

Lavar el pepino y cortar en rodajas finas. Dejar a un lado.

Pelar el diente de ajo y cortarlo por la mitad. Dejar a un lado.

Combinar los puerros, col rizada, brócoli, pepino y ajo en una juguera. Pulsar.

Transferir a un vaso y añadir el agua. Puede agregar una pizca de sal si lo desea.

Servir inmediatamente.

**Información nutricional por porción:** Kcal: 231, Proteínas: 11.6g, Carbohidratos: 61.6g, Grasas: 2.1g

# OTROS TITULOS DE ESTE AUTOR

70 Recetas De Comidas Efectivas Para Prevenir Y Resolver Sus Problemas De Sobrepeso: Queme Calorías Rápido Usando Dietas Apropiadas y Nutrición Inteligente

Por

Joe Correa CSN

48 Recetas De Comidas Para Eliminar El Acné: ¡El Camino Rápido y Natural Para Reparar Sus Problemas de Acné En 10 Días O Menos!

Por

Joe Correa CSN

41 Recetas De Comidas Para Prevenir el Alzheimer: ¡Reduzca El Riesgo de Contraer La Enfermedad de Alzheimer De Forma Natural!

Por

Joe Correa CSN

70 Recetas De Comidas Efectivas Para El Cáncer De Mama: Prevenga Y Combata El Cáncer De Mama Con una Nutrición Inteligente y Alimentos Poderosos

Por

Joe Correa CSN

www.ingramcontent.com/pod-product-compliance
Lightning Source LLC
Chambersburg PA
CBHW030258030426
42336CB00009B/434